Farhang Rassaei
Farzad Rassaei

Abordagens modernas à saúde gastrointestinal: Diagnóstico e tratamento

Farhang Rassaei
Farzad Rassaei

Abordagens modernas à saúde gastrointestinal: Diagnóstico e tratamento

Compreender a Gastrite, a Doença de Crohn, as Doenças do Cólon, Inovações no Diagnóstico e Tratamento Gastrointestinal

ScienciaScripts

Imprint
Any brand names and product names mentioned in this book are subject to trademark, brand or patent protection and are trademarks or registered trademarks of their respective holders. The use of brand names, product names, common names, trade names, product descriptions etc. even without a particular marking in this work is in no way to be construed to mean that such names may be regarded as unrestricted in respect of trademark and brand protection legislation and could thus be used by anyone.

Cover image: www.ingimage.com

This book is a translation from the original published under ISBN 978-620-7-80620-1.

Publisher:
Sciencia Scripts
is a trademark of
Dodo Books Indian Ocean Ltd. and OmniScriptum S.R.L publishing group

120 High Road, East Finchley, London, N2 9ED, United Kingdom
Str. Armeneasca 28/1, office 1, Chisinau MD-2012, Republic of Moldova, Europe
Printed at: see last page
ISBN: 978-620-7-94078-3

Modern Approaches to Gastrointestinal Health (Abordagens modernas à saúde gastrointestinal): Diagnóstico e tratamento da gastrite, da doença de Crohn e dos distúrbios do cólon"

Prof. Dr. Farhang Rassaei, MD

Internista certificado pelo Conselho de Administração dos EUA

Prof. Dr. Farzad Rassaei, PhD

Índice

Modern Approaches to Gastrointestinal Health (Abordagens modernas à saúde gastrointestinal): Diagnóstico e tratamento da gastrite, da doença de Crohn e dos distúrbios do cólon"

Resumo

As doenças gastrointestinais (GI) abrangem um vasto espetro de condições que afectam o sistema digestivo, desde a gastrite e a doença de Crohn até às doenças do cólon e muito mais. Este guia abrangente investiga a intrincada paisagem da saúde GI, oferecendo uma exploração minuciosa dos actuais diagnósticos médicos, tratamentos e tendências emergentes.

O livro começa com uma análise aprofundada da gastrite, detalhando a sua definição, tipos, causas subjacentes e protocolos de diagnóstico. Em seguida, faz uma transição perfeita para a doença de Crohn, elucidando a sua etiologia complexa, manifestações clínicas, abordagens de diagnóstico e estratégias de gestão médica e cirúrgica.

Outras secções exploram uma miríade de doenças do cólon, incluindo a colite ulcerosa, a diverticulite e o cancro colorrectal, destacando técnicas de diagnóstico, intervenções terapêuticas, medidas preventivas e estudos de casos de doentes. As inovações nos diagnósticos e tratamentos gastrointestinais também são destacadas, apresentando avanços na tecnologia, terapias emergentes, abordagens de medicina personalizada e opções de medicina integrativa.

O papel fundamental da dieta e do estilo de vida na saúde gastrointestinal é o centro das atenções, oferecendo recomendações dietéticas baseadas em evidências, conhecimentos sobre regimes de exercício, técnicas de gestão do stress e o seu impacto na gestão da doença. Os recursos de apoio e defesa do paciente são amplamente cobertos, guiando os leitores através da navegação nos cuidados de saúde, participação em grupos de apoio e estratégias de enfrentamento para pacientes e famílias.

Olhando para o futuro, o livro explora as tendências da investigação, os potenciais avanços nas modalidades de tratamento e o panorama em evolução da saúde gastrointestinal. Conclui com um resumo dos pontos-chave e uma perspetiva de futuro para doentes e prestadores de cuidados de saúde.

Palavras-chave: Doenças gastrointestinais, gastrite, doença de Crohn, doenças do cólon, diagnóstico, opções de tratamento, gestão médica, modificações da dieta e do estilo de vida, intervenções cirúrgicas, navegação nos cuidados de saúde.

Introdução

A saúde gastrointestinal (GI) é um aspeto crucial do bem-estar geral, afectando uma parte significativa da população mundial. Distúrbios como a gastrite, a doença de Crohn e várias doenças do cólon são predominantes e podem afetar significativamente a qualidade de vida. Compreender estas doenças, o seu diagnóstico e as opções de tratamento actuais é essencial tanto para os prestadores de cuidados de saúde como para os doentes.

O trato gastrointestinal desempenha um papel fundamental na digestão e absorção de nutrientes, apoiando as necessidades energéticas do organismo e a saúde em geral. As perturbações neste sistema podem levar a uma série de problemas, desde um ligeiro desconforto a doenças graves e potencialmente fatais (Schuster, 2002). Manter a saúde gastrointestinal é, portanto, vital para prevenir doenças crónicas e promover o bem-estar a longo prazo (Friedman, 2010).

Os distúrbios gastrointestinais estão entre as queixas de saúde mais comuns em todo o mundo. De acordo com a Organização Mundial de Gastroenterologia, a gastrite afecta até metade da população mundial, resultando frequentemente da infeção por *Helicobacter pylori*, do uso crónico de medicamentos anti-inflamatórios não esteróides (AINE) e de factores relacionados com o estilo de vida (Organização Mundial de Gastroenterologia, 2015). A doença de Crohn e a colite ulcerosa, coletivamente conhecidas como doenças inflamatórias intestinais (DII), afectam milhões de pessoas em todo o mundo, com taxas de incidência crescentes nos países desenvolvidos (Ng et al., 2017).

Os avanços na tecnologia médica melhoraram significativamente o diagnóstico das doenças gastrointestinais. A endoscopia, as técnicas de imagiologia, como a ressonância magnética e a tomografia computorizada, e os biomarcadores são atualmente ferramentas padrão no processo de diagnóstico (Ladas et al., 2005). Estas ferramentas permitem um diagnóstico mais precoce e mais exato, conduzindo a melhores resultados para os doentes (Sandborn et al., 2004).

As estratégias de tratamento da gastrite, da doença de Crohn e das doenças do cólon evoluíram consideravelmente. Os inibidores da bomba de protões (IBP) e os antibióticos são normalmente utilizados para tratar a gastrite causada pela *H. pylori* (Chey et al., 2007). As doenças inflamatórias do intestino são tratadas com uma combinação de medicamentos anti-inflamatórios, imunossupressores e biológicos (Baumgart & Sandborn, 2007). Além disso, as modificações dietéticas e as alterações do estilo de vida desempenham um papel crucial na gestão destas doenças (Wang et al., 2017).

A investigação em curso continua a explorar novas ferramentas de diagnóstico e tratamentos, com o objetivo de melhorar os resultados e a qualidade de vida dos doentes afectados por doenças gastrointestinais.

Compreender a gastrite

A gastrite é uma doença comum caracterizada pela inflamação do revestimento do estômago. Pode ser aguda ou crónica e varia em termos de gravidade. Esta secção analisa a definição, os tipos, as causas, os sintomas, os métodos de diagnóstico, as opções de tratamento e as modificações do estilo de vida associadas à gastrite, com o apoio de estudos de caso relevantes.

Definição e tipos de gastrite

A gastrite refere-se à inflamação, irritação ou erosão do revestimento do estômago. Pode ser classificada em dois tipos principais:

Gastrite aguda: Esta forma ocorre subitamente e é normalmente causada por um irritante direto, como o álcool, os AINEs ou uma infeção bacteriana. Caracteriza-se por dor de estômago intensa, náuseas e vómitos (Jain et al., 2002).

A gastrite aguda é caracterizada pelo início súbito de uma inflamação no revestimento do estômago, muitas vezes resultante de irritantes como medicamentos, álcool, alimentos picantes ou infecções bacterianas como *a Helicobacter pylori*. Esta condição pode levar a sintomas como dor abdominal, náuseas, vómitos, inchaço e perda de apetite.

Causas: A gastrite aguda pode ser causada por medicamentos anti-inflamatórios não esteróides (AINEs) como a aspirina e o ibuprofeno, consumo excessivo de álcool, stress, refluxo biliar, doenças auto-imunes e infecções como a *H. pylori.*

Os anti-inflamatórios não esteróides (AINEs) são uma classe de medicamentos amplamente utilizados para reduzir a inflamação, aliviar a dor e baixar a febre. Alguns dos AINEs mais utilizados:

Aspirina (ácido acetilsalicílico)

Ibuprofeno (as marcas incluem Advil, Motrin)

Naproxeno (as marcas incluem Aleve, Naprosyn)

Diclofenac (nomes de marca incluem Voltaren, Cataflam)

Indometacina (nome comercial Indocin)

Cetoprofeno (nomes comerciais incluem Orudis, Actron)

Piroxicam (nome comercial Feldene)

Meloxicam (nome comercial Mobic)

Celecoxib (nome comercial Celebrex) - um inibidor seletivo da COX-2

Etodolac (nome comercial Lodine)

Nabumetona (nome comercial Relafen)

Sulindac (nome comercial Clinoril)

Oxaprozina (nome comercial Daypro)

Flurbiprofeno (nome comercial Ansaid)

Cetorolac (nome comercial Toradol) - frequentemente utilizado para o controlo da dor a curto prazo

Tolmetin (nome comercial Tolectin)

Meclofenamato (nome comercial Meclomen)

Diflunisal (nome comercial Dolobid)

Fenoprofeno (nome comercial Nalfon)

Salsalato (nome comercial Disalcid)

Estes medicamentos variam nas suas utilizações específicas, perfis de efeitos secundários e mecanismos de ação, mas todos partilham propriedades anti-inflamatórias comuns.

Diagnóstico: O diagnóstico envolve normalmente uma história clínica completa, um exame físico e, por vezes, uma avaliação endoscópica para visualizar o revestimento do estômago e efetuar biopsias para análise posterior. Também podem ser efectuadas análises ao sangue para verificar se existem sinais de infeção ou anemia.

Tratamento: O tratamento da gastrite aguda centra-se na identificação e eliminação da causa subjacente. Isto pode incluir a interrupção dos AINEs, a cessação do consumo de álcool e o tratamento de infecções bacterianas com antibióticos. Os inibidores da bomba de protões (IBP) e os antiácidos são normalmente prescritos para reduzir o ácido do estômago e aliviar os sintomas.

Prognóstico: Com um diagnóstico rápido e tratamento adequado, a maioria dos casos de gastrite aguda resolve-se em poucos dias ou semanas. No entanto, a gastrite crónica pode desenvolver-se se a substância irritante persistir ou se existirem problemas de saúde subjacentes.

Prevenção: As medidas preventivas incluem evitar os irritantes conhecidos, moderar o consumo de álcool, gerir o stress e seguir as orientações da medicação prescrita. O rastreio e o tratamento regulares da infeção por *H. pylori* em indivíduos de alto risco também podem ajudar a prevenir a gastrite.

Gastrite crónica: Este tipo desenvolve-se lentamente ao longo do tempo e pode durar meses ou mesmo anos. Está frequentemente associada a infecções crónicas, respostas auto-imunes ou utilização prolongada de substâncias irritantes. A gastrite crónica pode levar a complicações como úlceras pépticas ou a um risco acrescido de cancro do estômago (Sipponen & Maaroos, 2015).

A gastrite crónica refere-se à inflamação a longo prazo do revestimento do estômago, que pode persistir durante meses ou anos. Ao contrário da gastrite aguda, a gastrite crónica desenvolve-se frequentemente de forma gradual e pode não causar sintomas visíveis no início. No entanto, pode levar a complicações se não for tratada.

Etiologia e factores de risco: A gastrite crónica pode resultar de várias causas, incluindo infeção persistente pela bactéria *Helicobacter pylori*, doenças auto-imunes (por exemplo, gastrite autoimune), utilização prolongada de AINEs ou corticosteróides, refluxo biliar e determinados factores alimentares. As pessoas com antecedentes familiares de gastrite ou as que fumam também correm um risco acrescido.

Tipos de gastrite crónica:

Gastrite *associada à H. pylori*: Esta é a forma mais comum, causada por uma infeção crónica pela bactéria *H. pylori*. Pode levar a uma inflamação contínua e a danos no revestimento do estômago.

Gastrite autoimune: Nesta doença, o sistema imunitário ataca erradamente as células do revestimento do estômago, levando à inflamação e à redução da produção de ácido gástrico e do fator intrínseco, que são essenciais para a absorção da vitamina B_{12} .

Gastrite química: O uso prolongado de AINEs, o abuso de álcool ou a exposição a substâncias corrosivas podem causar uma inflamação crónica do revestimento do estômago.

Manifestações clínicas: A gastrite crónica pode apresentar sintomas como dor de estômago surda ou ardente, inchaço, náuseas, indigestão e uma sensação de plenitude depois de comer. No entanto, alguns indivíduos podem permanecer assintomáticos durante um longo período.

Abordagens de diagnóstico: O diagnóstico da gastrite crónica envolve uma combinação de história clínica, exame físico e testes de diagnóstico. Estes exames podem incluir análises ao sangue para detetar anticorpos contra *a H. pylori*, testes de antigénio nas fezes, testes respiratórios de ureia, endoscopia com biopsia para examinar o revestimento do estômago e estudos imagiológicos.

Tratamento médico: O tratamento tem como objetivo aliviar os sintomas, reduzir a inflamação e tratar a causa subjacente. Isto pode envolver:

Antibióticos: Para a erradicação da *H. pylori.*

O tratamento da infeção por Helicobacter pylori (H. pylori) envolve normalmente uma combinação de antibióticos e medicamentos supressores de ácido. Os antibióticos normalmente utilizados para tratar a H. pylori e as suas doses incluem:

Claritromicina:

Dose: 500 mg por via oral duas vezes por dia

Duração: Geralmente administrado durante 7-14 dias

Amoxicilina:

Dose: 1 g por via oral duas vezes por dia (ou por vezes 500 mg três vezes por dia)

Duração: Normalmente administrado durante 7-14 dias

Metronidazol:

Dose: 500 mg por via oral duas vezes por dia (por vezes 400 mg três vezes por dia)

Duração: Frequentemente utilizado durante 7-14 dias

Tetraciclina:

Dose: 500 mg por via oral quatro vezes por dia

Duração: Administrado durante 7-14 dias

Inibidores da bomba de protões (IBP) ou antagonistas dos receptores H_2 : Para reduzir a produção de ácido gástrico e promover a cicatrização do revestimento do estômago.

Inibidores da bomba de protões (IBP):

Doença do Refluxo Gastroesofágico (DRGE):

Esomeprazol (Nexium): 20-40 mg uma vez por dia.

Omeprazol (Prilosec): 20-40 mg uma vez por dia.

Lansoprazol (Prevacid): 15-30 mg uma vez por dia.

Pantoprazol (Protonix): 40 mg uma vez por dia.

Rabeprazol (Aciphex): 20 mg uma vez por dia.

Úlcera péptica:

Doses semelhantes às da DRGE, normalmente tomadas durante 4-8 semanas.

Esofagite erosiva:

Podem ser utilizadas inicialmente doses mais elevadas (por exemplo, omeprazol 40 mg uma vez por dia) durante um máximo de 8 semanas.

Síndrome de Zollinger-Ellison:

A dose inicial pode variar muito, começando com 60 mg uma vez por dia e ajustando conforme necessário com base no débito ácido.

Regimes de erradicação de *H. pylori*:

Utilizado como parte de uma terapia de combinação (terapia tripla ou quádrupla) com antibióticos:

Esomeprazol ou omeprazol: 20-40 mg duas vezes por dia.

Lansoprazol: 30 mg duas vezes por dia.

Pantoprazol: 40 mg duas vezes por dia.

Rabeprazol: 20 mg duas vezes por dia.

H_2 -Antagonistas dos receptores:

Doença do refluxo gastroesofágico (DRGE):

Famotidina (Pepcid): 20-40 mg uma ou duas vezes por dia.

Úlcera péptica:

Famotidina: 20-40 mg uma ou duas vezes por dia.

Dispepsia (Indigestão):

Famotidina: 10-20 mg uma vez por dia.

Profilaxia da úlcera de stress:

Famotidina: 20 mg de 12 em 12 horas (IV ou oral).

H_2 -Recetor Antagonists Over-the-Counter (OTC):

Estão disponíveis doses mais baixas para alívio ocasional da azia e da indigestão ácida.

Suplementação com vitamina B_{12} : Se a gastrite autoimune tiver conduzido a uma deficiência de vitamina B_{12} .

Deficiência de vitamina B_{12} Tratamento:

A cianocobalamina é a forma mais comum utilizada no tratamento.

Dose inicial de tratamento para a deficiência: 1000 mcg por via intramuscular (IM) ou subcutânea (SC) uma vez por dia durante 1 semana, seguida de 1000 mcg IM ou SC uma vez por semana durante 4 semanas e, em seguida, dose de manutenção de 1000 mcg IM ou SC uma vez por mês.

Vitamina B_{12} Profilaxia da deficiência de vitamina B:

Para indivíduos em risco de deficiência devido a condições como a anemia perniciosa ou síndromes de má absorção, pode ser necessária uma terapêutica de manutenção ao longo da vida.

Dose de manutenção: 1000 mcg IM ou SC uma vez por mês.

Suplemento dietético para vegetarianos e vegans:

Os indivíduos que seguem uma dieta vegetariana ou vegana estrita correm o risco de sofrer de deficiência de vitamina B_{12} devido à falta de ingestão alimentar.

As pessoas que seguem uma dieta vegetariana ou vegana estrita podem correr o risco de sofrer de deficiência de vitamina B12 devido à falta de ingestão deste nutriente essencial, uma vez que se encontra principalmente nos produtos de origem animal. Eis os principais grupos e factores que contribuem para este risco:

Vegetarianos estritos (Lacto-vegetarianos e Lacto-ovo vegetarianos)

Os lacto-vegetarianos consomem produtos lácteos mas evitam a carne, o peixe, as aves e os ovos.

Os lacto-ovo vegetarianos consomem produtos lácteos e ovos, mas evitam a carne, o peixe e as aves.

Veganos

Evitar todos os produtos de origem animal, incluindo carne, peixe, aves, lacticínios e ovos.

Confiar apenas em alimentos à base de plantas, que geralmente não contêm vitamina B_{12} a menos que sejam fortificados.

Alimentos crus

Consumir alimentos vegetais não cozinhados e não transformados e evitar alimentos fortificados que contenham vitamina B_{12} .

Indivíduos com acesso limitado a alimentos fortificados

As pessoas que vivem em zonas onde os alimentos fortificados (como cereais, leites vegetais ou levedura nutricional) não estão facilmente disponíveis.

Indivíduos que não tomam suplementos de vitamina B_{12}

As pessoas que não consomem alimentos fortificados ou suplementos correm um risco mais elevado de sofrer de carências.

Mulheres grávidas e lactantes

As mães veganas ou vegetarianas têm de assegurar uma ingestão adequada de vitamina B_{12} para evitar deficiências nelas próprias e nos seus bebés.

Crianças com dietas vegetarianas ou veganas estritas

As crianças em crescimento têm maiores necessidades de nutrientes e a falta de vitamina B_{12} pode afetar o seu desenvolvimento.

Idosos que seguem dietas à base de plantas

Podem ter problemas de absorção adicionais devido a alterações na digestão relacionadas com a idade, aumentando o risco de carências.

Medidas preventivas

Para mitigar o risco de deficiência de vitamina B_{12} , os indivíduos que seguem uma dieta vegetariana ou vegana estrita devem considerar o seguinte:

Consumo de alimentos enriquecidos

Leites vegetais, cereais de pequeno-almoço e levedura nutricional fortificada com vitamina B_{12} .

Tomar suplementos de vitamina B12

Suplementação regular para garantir uma ingestão adequada, especialmente para quem não consome alimentos fortificados.

Controlo regular

Análises sanguíneas regulares para monitorizar os níveis de B_{12} e garantir que se encontram dentro do intervalo normal.

Ao serem proactivos e incorporarem alimentos fortificados e suplementos na sua dieta, os indivíduos que seguem um estilo de vida vegetariano ou vegan podem manter níveis adequados de Vitamina B_{12} e evitar os riscos de saúde associados à deficiência.

Suplemento oral:

Cianocobalamina: 1000-2000 mcg por via oral diariamente, ou 2500-5000 mcg por via oral semanalmente.

Metilcobalamina ou hidroxocobalamina: Podem ser utilizados regimes de dosagem semelhantes.

Anemia perniciosa:

Na anemia perniciosa, em que existe uma absorção deficiente de vitamina B_{12} devido à destruição autoimune das células parietais gástricas, é necessária uma terapêutica de substituição da vitamina B_{12} durante toda a vida.

A dosagem é semelhante à do tratamento da deficiência de vitamina B_{12} .

Distúrbios neurológicos associados à deficiência de vitamina B_{12} :

Para os doentes com sintomas neurológicos devidos a deficiência de vitamina B_{12} (por exemplo, neuropatia periférica, mielopatia), podem ser necessárias doses mais elevadas inicialmente, seguidas de uma terapêutica de manutenção.

Terapia inicial: 1000 mcg IM ou SC uma vez por dia durante 7-10 dias, seguido de 1000 mcg IM ou SC uma vez por semana durante 4 semanas, depois 1000 mcg IM ou SC uma vez por mês.

A terapêutica de manutenção pode variar consoante a gravidade e a progressão dos sintomas neurológicos.

Modificações do estilo de vida: As alterações na dieta, como a redução de alimentos picantes, cafeína e álcool, deixar de fumar e gerir o stress podem ajudar a gerir os sintomas e a evitar exacerbações.

Prognóstico: O prognóstico da gastrite crónica depende da causa subjacente e da eficácia do tratamento. O diagnóstico precoce e o tratamento adequado podem frequentemente evitar complicações como úlceras gástricas ou, em casos raros, cancro do estômago.

Causas e factores de risco

Vários factores podem contribuir para o desenvolvimento da gastrite:

Infeção por *Helicobacter pylori*: Esta bactéria é uma causa importante de gastrite aguda e crónica. Danifica o revestimento do estômago, provocando uma inflamação (Suerbaum & Michetti, 2002).

Uso prolongado de AINEs: Os medicamentos anti-inflamatórios não esteróides, como a aspirina e o ibuprofeno, podem irritar o revestimento do estômago, causando gastrite (Lanas & Chan, 2017).

Consumo excessivo de álcool: O álcool pode corroer o revestimento do estômago, provocando inflamação e gastrite (Rao & Reddy, 2004).

Stress: O stress grave devido a cirurgia, lesão ou doença pode causar gastrite aguda (Malfertheiner et al., 2012).

Distúrbios auto-imunes: Doenças como a anemia perniciosa podem levar o sistema imunitário a atacar o revestimento do estômago, provocando gastrite (Carmel, 2001).

Sintomas e diagnóstico

Dor ou desconforto abdominal superior

Náuseas e vómitos

Inchaço

Perda de apetite

Indigestão (Dobrilla et al., 1990)

O diagnóstico da gastrite normalmente envolve:

Endoscopia: Um tubo fino e flexível com uma câmara é introduzido no estômago para visualizar o revestimento e, se necessário, efetuar biopsias (Tytgat, 1991).

Análises ao sangue: Podem detetar anemia, infeção por H. pylori ou gastrite autoimune (Graham et al., 1984).

Principais análises ao sangue utilizadas para detetar anemia, infeção por *H. pylori* ou gastrite autoimune, juntamente com uma citação relevante:

Hemograma completo (CBC)
Utilizado para detetar anemia, medindo a hemoglobina, o hematócrito e a contagem de glóbulos vermelhos.

Níveis séricos de vitamina B12
Determina se existe uma deficiência, que pode ser indicativa de anemia perniciosa ou gastrite autoimune.

Níveis séricos de ferro e ferritina
Avalia a anemia por deficiência de ferro.

Teste de anticorpos contra H. pylori

Detecta anticorpos contra a bactéria H. pylori no sangue.

Níveis séricos de pepsinogénio

Mede o pepsinogénio I e II; um nível baixo de pepsinogénio I pode indicar gastrite atrófica.

Pesquisa de anticorpos contra o fator intrínseco

Identifica anticorpos contra o fator intrínseco, que estão frequentemente presentes na gastrite autoimune.

Teste de anticorpos contra células parietais

Detecta anticorpos contra as células parietais do estômago, também associadas à gastrite autoimune.

Níveis de folato

Mede os níveis de folato para verificar se existem deficiências que podem contribuir para a anemia.

Proteína C-Reactiva (PCR)

Avalia a inflamação que pode estar associada a gastrite ou outras condições inflamatórias.

Exames de fezes: Estes testes podem verificar se há infeção por *H. pylori* e sangue nas fezes, o que indica hemorragia no estômago (Gisbert et al., 2006).

Teste do antigénio H. pylori:

Este teste detecta a presença de antigénios de *Helicobacter pylori* (*H. pylori*) numa amostra de fezes. A infeção por H. pylori é uma causa comum de gastrite aguda e crónica. O teste de antigénio não é invasivo e é altamente preciso para diagnosticar uma infeção ativa por *H. pylori.*

Teste de sangue oculto nas fezes (FOBT):

Este exame verifica a presença de sangue oculto nas fezes, que pode indicar hemorragia no trato gastrointestinal. A presença de sangue nas fezes pode sugerir hemorragia do revestimento do estômago, que pode ser devida a gastrite, úlceras pépticas ou outras doenças gastrointestinais.

Teste imunoquímico fecal (FIT):

Semelhante ao FOBT, o FIT detecta especificamente a proteína hemoglobina humana nas fezes. É mais específico para detetar hemorragias gastrointestinais inferiores, mas também pode ajudar a identificar hemorragias gastrointestinais superiores quando estão presentes grandes quantidades de sangue.

Cultura de fezes:

Embora não seja normalmente utilizada para diagnosticar a gastrite, uma cultura de fezes pode identificar infecções bacterianas que possam contribuir para os sintomas gastrointestinais.

Teste respiratório da ureia: Este teste detecta a infeção por H. pylori medindo o dióxido de carbono na respiração após a ingestão de uma solução de ureia (Logan et al., 1991).

Teste respiratório da ureia (UBT) para a deteção de *H. pylori*:

O teste respiratório da ureia é uma ferramenta de diagnóstico não invasiva e altamente precisa, utilizada para detetar a presença de infeção por Helicobacter pylori (H. pylori) no estômago. Esta bactéria é uma causa comum de gastrite, úlceras pépticas e tem sido associada ao cancro gástrico.

Mecanismo:

Preparação para o pré-teste:

Os doentes podem ser instruídos para estarem em jejum durante várias horas antes do teste.

Devem evitar certos medicamentos, incluindo antibióticos, inibidores da bomba de protões (IBP) e preparações de bismuto durante um período específico antes do teste, uma vez que estes podem afetar a precisão dos resultados.

Ingestão de solução de ureia:

O doente bebe uma solução que contém uma pequena quantidade de ureia marcada com um isótopo não radioativo, o carbono-13 (^13C) ou o carbono-14 (^14C). A ureia é um composto que a H. pylori pode metabolizar, mas as células humanas não.

Metabolismo por H. pylori:

Se a H. pylori estiver presente no estômago, a enzima bacteriana urease decompõe a ureia ingerida em amoníaco e dióxido de carbono (CO_2).

Esta reação pode ser representada como:

$$\mathbf{H_2\,NCONH_2\,(^{ureia})+H_2\,O \xrightarrow{urease} 2NH_3\,(amoníaco)+CO_2\,(dióxido\ de\ carbono)}$$

Deteção de dióxido de carbono marcado:

O dióxido de carbono produzido no estômago difunde-se na corrente sanguínea e é transportado para os pulmões, onde é expirado.

Após um determinado período (normalmente cerca de 15-30 minutos), o doente respira para um dispositivo de recolha que capta o ar expirado.

Análise da amostra de ar expirado:

A amostra de ar expirado recolhida é analisada por espetrometria de massa ou espetrometria de infravermelhos para medir os níveis de ^13C ou ^14C no dióxido de carbono expirado.

Um aumento significativo do dióxido de carbono marcado indica a presença de H. pylori no estômago.

Vantagens:

Não invasivo: O teste não requer endoscopia ou biópsia.

Exato: Elevada sensibilidade e especificidade na deteção da infeção ativa por *H. pylori.*

Prático: De execução rápida e simples, com resultados disponíveis num curto espaço de tempo.

Aplicação clínica:

O teste respiratório da ureia é amplamente utilizado para:

Diagnóstico inicial: Deteção de *H. pylori* em doentes sintomáticos com suspeita de gastrite ou úlcera péptica.

Acompanhamento pós-tratamento: Confirmação da erradicação da *H. pylori* após a terapia com antibióticos.

Opções de tratamento actuais

Erradicação da *H. pylori*: Normalmente, isto envolve uma combinação de antibióticos e inibidores da bomba de protões (IBP) (Chey & Wong, 2007).

Redução do ácido estomacal: Os IBP e os bloqueadores dos receptores H2 podem reduzir a produção de ácido, permitindo a cicatrização do revestimento do estômago (Freston, 2000).

Evitar substâncias irritantes: Os doentes são aconselhados a evitar o álcool, os AINEs e outros irritantes que podem exacerbar a gastrite (Hirota & Hirota, 1997).

Tratamento da gastrite autoimune: Isto pode envolver injecções de vitamina B_{12} para tratar a anemia causada pela doença (Kuna et al., 2019).

Modificações na dieta e no estilo de vida

As mudanças na dieta e no estilo de vida desempenham um papel crucial no controlo da gastrite:

Evitar alimentos picantes e ácidos: Estes alimentos podem irritar o revestimento do estômago e agravar os sintomas (Talley & Spiller, 2002).

No tratamento de doenças como a gastrite, a doença de Crohn e outros distúrbios gastrointestinais, são frequentemente recomendadas modificações na dieta. Evitar certos alimentos que podem irritar o revestimento do estômago ou exacerbar os sintomas é crucial para muitos doentes. Os alimentos picantes e ácidos estão normalmente implicados no agravamento dos sintomas gastrointestinais.

Alimentos picantes comuns a evitar:

Pimentos: Contêm capsaicina, que pode irritar o revestimento do estômago e aumentar a produção de ácido gástrico.

Molhos picantes: Muitas vezes feitos de pimenta e vinagre, que podem ser irritantes.

Caril: Contém várias especiarias que podem desencadear sintomas em indivíduos sensíveis.

Wasabi: Um tipo de rábano japonês que pode causar uma sensação de ardor e desconforto no estômago.

Pimenta em grão: Tanto a pimenta preta como a branca podem aumentar a secreção de ácido gástrico.

Rábano: Conhecido pelo seu sabor pungente e picante, que pode irritar o estômago.

Gengibre: Embora seja por vezes utilizado para aliviar as náuseas, em grandes quantidades pode ser irritante.

Alho: Pode causar inchaço e perturbações gástricas em alguns indivíduos.

Cebolas: Tanto cruas como cozinhadas, podem causar desconforto gastrointestinal.

Alimentos ácidos comuns a evitar:

Citrinos: As laranjas, os limões, as limas e as toranjas são muito ácidos e podem irritar o estômago.

Tomates e produtos à base de tomate: Inclui molho de tomate, ketchup e salsa.

Vinagre: Encontrado em molhos para salada, pickles e alguns molhos.

Café: Contém cafeína e ácido, o que pode agravar os sintomas.

Álcool: Especialmente vinho e cerveja, que são ácidos e podem aumentar a produção de ácido gástrico.

Bebidas gaseificadas: Como os refrigerantes e a água com gás, que podem causar inchaço e refluxo ácido.

Chocolate: Contém cafeína e ácido, que podem despoletar os sintomas.

Ananás: Altamente ácido e pode causar irritação.

Alimentos transformados: Muitas vezes contêm conservantes e aditivos que são ácidos.

Gerir a dieta para prevenir os sintomas:

Refeições equilibradas: Concentre-se em comer refeições equilibradas com proteínas magras, cereais integrais e vegetais não ácidos.

Refeições pequenas e frequentes: Comer refeições mais pequenas e mais frequentes pode ajudar a controlar os sintomas, evitando que o estômago fique demasiado cheio.

Hidratação: Beber muita água para ajudar a diluir o ácido do estômago e ajudar a digestão.

Alimentos leves: Incorporar mais alimentos leves como arroz, bananas, compota de maçã e tostas.

Monitorização e ajustamento: Manter um diário alimentar para registar os alimentos que desencadeiam os sintomas e ajustar a dieta em conformidade.

Fazer refeições mais pequenas e mais frequentes: Isto pode reduzir a carga sobre o estômago e melhorar a digestão (Zhao et al., 2012).

Limitar o consumo de álcool e de cafeína: Ambos podem irritar o revestimento do estômago e devem ser consumidos com moderação (Rao & Reddy, 2004).

Gestão do stress: Técnicas como a meditação, o ioga e o exercício regular podem ajudar a reduzir o stress e melhorar a saúde gastrointestinal (Malfertheiner et al., 2012).

A gestão do stress é crucial para os indivíduos com doenças gastrointestinais, uma vez que o stress pode agravar os sintomas. Vários medicamentos podem ajudar a gerir o stress e os seus efeitos no organismo. Eis os medicamentos habitualmente prescritos e as suas doses típicas:

Inibidores selectivos da recaptação da serotonina (SSRI):

Fluoxetina (Prozac):

Dose inicial: 20 mg por dia

Dose de manutenção: 20-60 mg por dia

Sertralina (Zoloft):

Dose inicial: 50 mg por dia

Dose de manutenção: 50-200 mg por dia

Escitalopram (Lexapro):

Dose inicial: 10 mg por dia

Dose de manutenção: 10-20 mg por dia

Paroxetina (Paxil):

Dose inicial: 20 mg por dia

Dose de manutenção: 20-50 mg por dia

Citalopram (Celexa):

Dose inicial: 20 mg por dia

Dose de manutenção: 20-40 mg por dia

Inibidores da recaptação da serotonina-norepinefrina (SNRIs):

Venlafaxina (Effexor XR):

Dose inicial: 37,5-75 mg por dia

Dose de manutenção: 75-225 mg por dia

Duloxetina (Cymbalta):

Dose inicial: 30 mg por dia

Dose de manutenção: 60-120 mg por dia

Benzodiazepinas (para utilização a curto prazo devido ao potencial de dependência):

Diazepam (Valium):

Dose: 2-10 mg, 2-4 vezes por dia, conforme necessário

Lorazepam (Ativan):

Dose: 0,5-2 mg, 2-3 vezes por dia, conforme necessário

Clonazepam (Klonopin):

Dose: 0,5-1 mg, 2-3 vezes por dia, conforme necessário

Alprazolam (Xanax):

Dose: 0,25-0,5 mg, 3 vezes por dia, conforme necessário

Beta-bloqueadores (para sintomas físicos de ansiedade):

Propranolol (Inderal):

Dose: 10-40 mg, 3-4 vezes por dia, conforme necessário

Atenolol (Tenormin):

Dose: 25-50 mg, 1-2 vezes por dia, conforme necessário

Antidepressivos tricíclicos (TCAs):

Amitriptilina (Elavil):

Dose inicial: 25-50 mg por dia

Dose de manutenção: 50-150 mg por dia

Nortriptilina (Pamelor):

Dose inicial: 25 mg por dia

Dose de manutenção: 50-150 mg por dia

Buspirona (Buspar):

Dose inicial: 7,5 mg, 2 vezes por dia

Dose de manutenção: 15-30 mg, 2 vezes por dia

Suplementos de ervas (consultar o profissional de saúde antes de utilizar):

Raiz de Valeriana:

Dose: 400-900 mg por dia

Kava Kava:

Dose: 100-250 mg, 1-3 vezes por dia

Flor de maracujá:

Dose: 400-900 mg por dia

Estudos de caso

Estudo de caso 1: Um homem de 45 anos com consumo crónico de álcool apresentou dor epigástrica grave. A endoscopia revelou gastrite aguda, tendo sido confirmada a infeção por H. pylori. O doente foi tratado com antibióticos e IBP, e aconselhado a abster-se de álcool. O seguimento mostrou uma melhoria significativa.

Estudo de caso 2: Uma mulher de 60 anos com antecedentes de utilização prolongada de AINEs para a artrite desenvolveu gastrite crónica. Foi transferida para um inibidor da COX-2 e começou a tomar IBP. As modificações dietéticas e a monitorização regular ajudaram a gerir eficazmente os sintomas.

Doença de Crohn: Um guia completo

A doença de Crohn é uma doença inflamatória intestinal crónica (DII) que pode afetar qualquer parte do trato gastrointestinal, mas que afecta mais frequentemente o final do intestino delgado (íleo) e o início do cólon. Esta secção fornece uma visão geral completa da doença de Crohn, incluindo a sua etiologia, fisiopatologia, manifestações clínicas, abordagens de diagnóstico, tratamento médico e cirúrgico, perspectivas dos doentes e futuras direcções de tratamento.

Compreender a doença de Crohn

A doença de Crohn é uma doença crónica caracterizada pela inflamação do trato gastrointestinal, que pode levar a sintomas e complicações digestivas graves. É um dos dois principais tipos de doença inflamatória intestinal, sendo o outro a colite ulcerosa (Baumgart & Sandborn, 2012).

Etiologia e fisiopatologia

A causa exacta da doença de Crohn é desconhecida, mas pensa-se que resulta de uma combinação de factores genéticos, ambientais e imunológicos:

Factores genéticos: A história familiar é um fator de risco significativo, com múltiplos genes implicados no aumento da suscetibilidade à doença (Kaser et al., 2010).

Factores ambientais: Pensa-se que a dieta, o tabagismo e a exposição microbiana influenciam o desenvolvimento e a evolução da doença de Crohn (Kaplan, 2015).

Factores imunológicos: Acredita-se que uma resposta imunitária anormal às bactérias intestinais cause inflamação crónica em indivíduos com doença de Crohn (Khor et al., 2011).

A fisiopatologia envolve uma resposta imunitária inadequada que resulta na inflamação e ulceração das paredes intestinais. Esta inflamação crónica pode levar a fibrose, estenoses e fístulas (Podolsky, 2002).

Manifestações clínicas

Os sintomas da doença de Crohn podem variar muito, dependendo da localização e da gravidade da inflamação. Os sintomas mais comuns incluem:

Dor abdominal: Muitas vezes com cãibras e normalmente localizada no quadrante inferior direito (Carter et al., 2004).

Diarreia: Fezes frequentes, por vezes com sangue, são uma caraterística da doença (Baumgart & Sandborn, 2012).

Perda de peso: Devido à má absorção e à diminuição do apetite (Hendrickson et al., 2002).

Fadiga: A inflamação crónica e a anemia podem levar a uma fadiga significativa (Baumgart & Sandborn, 2012).

Febre: Pode ocorrer febre baixa durante as crises (Carter et al., 2004).

Podem também ocorrer manifestações extra-intestinais, incluindo artrite, perturbações cutâneas e inflamação ocular (Vavricka et al., 2015).

Abordagens de diagnóstico

O diagnóstico da doença de Crohn envolve uma combinação de avaliação clínica, testes laboratoriais, estudos imagiológicos e procedimentos endoscópicos:

Avaliação clínica: História detalhada do paciente e exame físico (Baumgart & Sandborn, 2012).

Testes laboratoriais: Análises ao sangue para deteção de anemia, marcadores de inflamação (PCR, VHS) e análises às fezes para deteção de infecções (Hendrickson et al., 2002).

As análises laboratoriais desempenham um papel fundamental no diagnóstico e na monitorização da doença de Crohn. Seguem-se os principais testes habitualmente utilizados:

Hemograma completo (CBC)

Objetivo: Detecta anemia e sinais de infeção ou inflamação.

Detalhes: Mede os níveis de glóbulos vermelhos, glóbulos brancos, hemoglobina e plaquetas.

Proteína C-Reactiva (PCR)

Objetivo: Avalia os níveis de inflamação no organismo.

Detalhes: Níveis elevados de PCR indicam inflamação ativa.

Taxa de sedimentação de eritrócitos (ESR)

Objetivo: Outro marcador de inflamação.

Detalhes: Níveis mais elevados de ESR sugerem um aumento da inflamação.

Análises de anticorpos: Podem incluir testes para anticorpos como anticorpos anti-Saccharomyces cerevisiae (ASCA) ou anticorpos citoplasmáticos antineutrófilos perinucleares (pANCA), que podem ajudar a diferenciar entre a doença de Crohn e a colite ulcerosa.

Anticorpos OmpC: A proteína C da membrana externa é encontrada em bactérias como a E. coli e está associada à doença de Crohn. A pesquisa de anticorpos OmpC pode ajudar a diferenciar a doença de Crohn da colite ulcerosa, uma vez que estes anticorpos são mais prevalentes nos doentes com doença de Crohn.

Anticorpos CBir1: CBir1 (flagelina) é uma proteína encontrada em flagelos bacterianos, e anticorpos contra CBir1 também estão associados à doença de Crohn. A pesquisa de anticorpos CBir1 pode ajudar a identificar indivíduos que têm maior probabilidade de ter doença de Crohn do que colite ulcerosa.

Estes testes de anticorpos, incluindo o OmpC e o CBir1, fazem parte do painel de testes serológicos utilizados para ajudar no diagnóstico e na classificação da DII, particularmente quando se faz a distinção entre a doença de Crohn e a colite ulcerosa, ou quando a apresentação clínica e outros testes de diagnóstico são inconclusivos.

Calprotectina fecal

Objetivo: Detecta a inflamação nos intestinos.

Detalhes: Mede os níveis de calprotectina, uma proteína libertada durante a inflamação, em amostras de fezes.

Exames de fezes

Objetivo: Verificar a presença de infecções, sangue e marcadores de inflamação.

Detalhes: Inclui testes para agentes patogénicos, sangue oculto e calprotectina.

Painel bioquímico (Painel Metabólico Completo)

Objetivo: Avaliar o estado geral de saúde e detetar complicações.

Detalhes: Mede os electrólitos, as enzimas hepáticas, a função renal e **os níveis** de proteínas.

Testes de função hepática (LFTs)

Objetivo: Avaliar a saúde do fígado, uma vez que a doença de Crohn pode afetar o fígado.

Pormenores: Inclui os níveis de ALT, AST, fosfatase alcalina e bilirrubina.

Níveis de vitaminas e minerais

Objetivo: Detecta deficiências comuns na doença de Crohn.

Detalhes: Mede os níveis de vitamina B_{12} , vitamina D, folato, ferro e magnésio.

Testes serológicos

Objetivo: Identifica anticorpos específicos que podem estar presentes na doença de Crohn.

Detalhes: Inclui testes para anticorpos anti-Saccharomyces cerevisiae (ASCA) e anticorpos citoplasmáticos perinucleares anti-neutrófilos (p-ANCA).

Atividade da Tiopurina Metiltransferase (TPMT)

Objetivo: Avaliar a aptidão para os medicamentos à base de tiopurina.

Detalhes: Mede a atividade da enzima TPMT para prever a tolerância aos medicamentos à base de tiopurina (azatioprina, mercaptopurina).

Estudos imagiológicos: Enterografia por TC e enterografia por RMN para avaliar a extensão e a gravidade da doença (Panés et al., 2013).

Endoscopia: Colonoscopia com ileoscopia para visualizar a mucosa intestinal e obter biópsias (Lichtenstein et al., 2018).

Gestão médica

O tratamento médico da doença de Crohn tem como objetivo reduzir a inflamação, gerir os sintomas e alcançar e manter a remissão. As principais estratégias terapêuticas incluem:

Aminosalicilatos: Utilizados em doenças ligeiras a moderadas para reduzir a inflamação (Kornbluth et al., 2010).

Corticosteróides: Eficazes para o controlo a curto prazo das crises agudas, mas não adequados para utilização a longo prazo devido aos efeitos secundários (Timmer et al., 2014).

Imunomoduladores: Como a azatioprina e o metotrexato, utilizados para manter a remissão e reduzir a dependência de esteróides (Feagan et al., 2012).

Terapias biológicas: Os agentes anti-TNF (infliximab, adalimumab) e os biológicos mais recentes (ustekinumab, vedolizumab) têm como alvo componentes específicos da resposta imunitária (Danese et al., 2017).

Antibióticos: Podem ser utilizados para tratar infecções secundárias ou complicações específicas como abcessos (Moss et al., 2002).

Aminosalicilatos

Objetivo: Utilizado em doenças ligeiras a moderadas para reduzir a inflamação.

Medicamentos comuns:

Sulfassalazina: 3-4 g/dia (divididos em 2-4 doses).

Mesalamina: 2,4-4,8 g/dia (divididos em 1-4 doses).

Duração: A indução da remissão requer normalmente 4-6 semanas, continuando a terapêutica de manutenção durante o tempo necessário.

Corticosteróides

Objetivo: Eficaz no controlo a curto prazo de crises agudas.

Medicamentos comuns:

Prednisona: 40-60 mg/dia, com redução gradual ao longo de 8-12 semanas.

Budesonida: 9 mg/dia durante 8 a 12 semanas, depois reduzir gradualmente.

Duração: Utilizado a curto prazo (até 12 semanas) devido aos efeitos secundários.

Imunomoduladores

Objetivo: Utilizado para manter a remissão e reduzir a dependência de esteróides.

Medicamentos comuns:

Azatioprina: 2-2,5 mg/kg/dia.

Mercaptopurina: 1-1,5 mg/kg/dia.

Metotrexato: 15-25 mg/semana (administrado por via oral ou injetável).

Duração: Utilização a longo prazo para a terapia de manutenção.

Terapias biológicas

Objetivo: Visar componentes específicos da resposta imunitária.

Medicamentos comuns:

Infliximab (Remicade): 5 mg/kg nas semanas 0, 2 e 6, e depois a cada 8 semanas.

Adalimumab (Humira): Dose inicial de 160 mg, seguida de 80 mg na semana 2 e 40 mg de duas em duas semanas.

Ustekinumab (Stelara): Infusão IV inicial com base no peso corporal, seguida de 90 mg SC de 8 em 8 semanas.

Vedolizumab (Entyvio): 300 mg IV nas semanas 0, 2 e 6, e depois a cada 8 semanas.

Duração: Utilização a longo prazo, frequentemente para toda a vida se for eficaz.

Antibióticos

Objetivo: Utilizado para tratar infecções secundárias ou complicações específicas como abcessos.

Medicamentos comuns:

Ciprofloxacina**: 500 mg duas vezes por dia durante 4-6 semanas.**

Metronidazol**: 250-500 mg três vezes por dia durante 4-6 semanas.**

Duração: **Curto prazo (4-6 semanas) ou conforme necessário para infecções específicas.**

Intervenções cirúrgicas

A cirurgia é frequentemente necessária para doentes com complicações como estenoses, fístulas ou abcessos, ou para aqueles que não respondem à terapêutica médica. As opções cirúrgicas incluem:

Ressecção: Remoção de segmentos doentes do intestino (Gajendran et al., 2018).

Estrictoplastia: Alargamento de áreas estreitadas sem remoção de secções do intestino (Michelassi et al., 2000).

Drenagem de abcessos: Drenagem percutânea ou cirúrgica de abcessos (Gajendran et al., 2018).

Cerca de 70-80% dos doentes com doença de Crohn irão necessitar de cirurgia em algum momento das suas vidas (Baumgart & Sandborn, 2012).

Viver com a doença de Crohn: Perspectivas dos doentes

Viver com a doença de Crohn pode afetar significativamente a qualidade de vida de um doente. As principais considerações incluem:

Dieta e nutrição: Adaptar a dieta para gerir os sintomas e evitar os alimentos desencadeadores (Zallot & Quilliot, 2020).

Objetivo: Adaptar a dieta para gerir os sintomas e evitar os alimentos desencadeadores.

Recomendações:

Dieta pobre em fibras:

Descrição: Reduz a irritação intestinal.

Detalhes: Evitar cereais integrais, nozes, sementes e frutos/vegetais crus.

Dieta de baixo teor de resíduos:

Descrição: Minimiza a ingestão de fibras.

Detalhes: Limita os alimentos ricos em fibras, como feijão, farelo e certos frutos/vegetais.

Dieta sem lactose:

Descrição: Reduz os sintomas de intolerância à lactose.

Detalhes: Evitar leite e produtos lácteos que contenham lactose.

Dieta sem glúten:

Descrição: Elimina os cereais que contêm glúten.

Detalhes: Evitar o trigo, a cevada, o centeio e produtos afins.

Dieta baixa em FODMAP:

Descrição: Reduz os hidratos de carbono fermentáveis.

Detalhes: Evitar alimentos ricos em açúcares fermentáveis (por exemplo, certos frutos, legumes e cereais).

Alimentos ricos em proteínas:

Descrição: Apoia a cicatrização e mantém a massa muscular.

Detalhes: Inclui carnes magras, peixe, ovos e tofu.

Ácidos gordos ómega 3:

Descrição: Pode ter efeitos anti-inflamatórios.

Detalhes: Encontrado em peixes gordos (por exemplo, salmão, cavala) e sementes de linhaça.

Hidratação:

Descrição: Mantém o equilíbrio dos fluidos.

Detalhes: Beber muita água; evitar bebidas gaseificadas e cafeína.

Saúde mental: Abordar a ansiedade e a depressão, que são comuns em doentes com doenças crónicas (Graff et al., 2009).

Sistemas de apoio: Importância da família, amigos e grupos de apoio na gestão dos desafios emocionais e práticos da doença (Casati et al., 2000).

Direcções futuras no tratamento

A investigação está em curso para melhorar o tratamento e a compreensão da doença de Crohn. As direcções futuras incluem:

Novos agentes biológicos: Desenvolvimento de terapias que visam diferentes aspetos da resposta imunitária (Sandborn et al., 2018).

Medicina personalizada: Utilização de dados genéticos e do microbioma para adaptar os tratamentos a cada doente (Verstockt et al., 2018).

Terapia com células estaminais: Investigar o potencial dos transplantes de células estaminais para induzir a remissão (Lysaght et al., 2014).

Doenças do cólon: Do diagnóstico ao tratamento

As doenças do cólon englobam um espetro de condições que afectam o intestino grosso, desde as doenças inflamatórias do intestino ao cancro colorrectal. Esta secção fornece uma visão global das doenças comuns do cólon, técnicas de diagnóstico, tratamentos médicos e cirúrgicos, medidas preventivas e estudos de casos de doentes.

Visão geral das doenças do cólon

As doenças do cólon referem-se a várias condições que afectam o cólon (intestino grosso). Podem ser classificadas em doenças inflamatórias do intestino (por exemplo, colite ulcerosa, doença de Crohn), anomalias estruturais (por exemplo, diverticulite), perturbações funcionais (por exemplo, síndrome do intestino irritável) e doenças malignas (por exemplo, cancro colorrectal).

Condições comuns

Colite ulcerosa: A colite ulcerosa é uma doença inflamatória intestinal crónica caracterizada por inflamação e úlceras no revestimento interno do cólon e do reto. Normalmente, apresenta sintomas como diarreia com sangue, dor abdominal e perda de peso (Danese & Fiocchi, 2011).

Tipos:

Proctite ulcerosa:

Descrição: Inflamação limitada ao reto.

Sintomas: Hemorragia rectal, urgência, tenesmo (esforço durante os movimentos intestinais).

Proctosigmoidite:

Descrição: A inflamação estende-se ao cólon sigmoide (parte inferior do cólon).

Sintomas: Diarreia com sangue, cólicas abdominais.

Colite do lado esquerdo:

Descrição: A inflamação estende-se desde o reto até à flexura esplénica (lado esquerdo do cólon).

Sintomas: Diarreia com sangue, cãibras no lado esquerdo do abdómen.

Pancolite (colite total):

Descrição: A inflamação estende-se a todo o cólon.

Sintomas: Diarreia sanguinolenta grave, dor abdominal, perda de peso, fadiga.

Colite fulminante:

Descrição: Inflamação súbita e grave que afecta todo o cólon.

Sintomas: Diarreia frequente, dores abdominais fortes, desidratação, febre, ritmo cardíaco acelerado.

Diverticulite: A diverticulite ocorre quando as bolsas (divertículos) que se formam na parede do cólon ficam inflamadas ou infectadas. Os sintomas incluem dor abdominal (normalmente no lado esquerdo inferior), febre e alterações dos hábitos intestinais (Peery et al., 2012).

Cancro colorrectal: O cancro colorrectal é o terceiro tipo de cancro mais comum em todo o mundo. Geralmente desenvolve-se a partir de pólipos no cólon ou no reto e pode apresentar sintomas como hemorragia rectal, alterações dos hábitos intestinais e perda de peso não intencional (Arnold et al., 2017).

Técnicas de diagnóstico

O diagnóstico das doenças do cólon envolve vários instrumentos e procedimentos de diagnóstico:

Colonoscopia: Este procedimento permite a visualização direta de todo o cólon e reto utilizando um tubo flexível com uma câmara. Durante o procedimento, podem ser feitas biópsias para confirmar diagnósticos como a doença inflamatória intestinal ou o cancro colorrectal (Rex et al., 2015).

Tomografia computorizada (TC): A tomografia computorizada pode fornecer imagens detalhadas do cólon e das estruturas circundantes, ajudando a detetar anomalias como diverticulite ou tumores (Johnson et al., 2008).

Análises ao sangue:

análises ao sangue habitualmente utilizadas no diagnóstico e tratamento da doença inflamatória intestinal (DII):

Hemograma completo (CBC): Ajuda a avaliar a anemia, que pode ser uma complicação comum da DII devido à inflamação crónica e à hemorragia.

Proteína C-Reactiva (PCR): mede o nível de inflamação no corpo; níveis elevados indicam inflamação ativa, que é comum na DII.

Taxa de sedimentação de eritrócitos (ESR): Outro marcador de inflamação que pode estar elevado na DII, embora seja menos específico do que a PCR.

Albumina e proteínas totais: Avaliar o estado nutricional e a função hepática, que pode ser afetada em casos graves de DII.

Testes de função hepática (LFTs): Mede os níveis de enzimas hepáticas e bilirrubina, que podem ser anormais em indivíduos com doenças hepáticas relacionadas com a DII, como a colangite esclerosante primária.

Análises de anticorpos: Podem incluir testes para anticorpos como anticorpos anti-Saccharomyces cerevisiae (ASCA) ou anticorpos citoplasmáticos antineutrófilos perinucleares (pANCA), que podem ajudar a diferenciar entre a doença de Crohn e a colite ulcerosa.

Anticorpos OmpC: A proteína C da membrana externa é encontrada em bactérias como a E. coli e está associada à doença de Crohn. A pesquisa de anticorpos OmpC pode ajudar a diferenciar a doença de Crohn da colite ulcerosa, uma vez que estes anticorpos são mais prevalentes nos doentes com doença de Crohn.

Anticorpos CBir1: CBir1 (flagelina) é uma proteína encontrada em flagelos bacterianos, e anticorpos contra CBir1 também estão associados à doença de Crohn. A pesquisa de anticorpos CBir1 pode ajudar a identificar indivíduos que têm maior probabilidade de ter doença de Crohn do que colite ulcerosa.

Estes testes de anticorpos, incluindo o OmpC e o CBir1, fazem parte do painel de testes serológicos utilizados para ajudar no diagnóstico e na classificação da DII, particularmente quando se faz a distinção entre a doença de Crohn e a colite ulcerosa, ou quando a apresentação clínica e outros testes de diagnóstico são inconclusivos.

Estas análises ao sangue desempenham um papel crucial no diagnóstico da DII, na avaliação da atividade da doença, na monitorização da resposta ao tratamento e na avaliação de complicações.

Exames de fezes: As análises ao sangue oculto nas fezes e as análises ao ADN das fezes podem detetar sangue ou alterações genéticas nas fezes que podem indicar cancro colorrectal ou outras doenças (Imperiale et al., 2014).

Calprotectina fecal: Um marcador de inflamação nos intestinos, particularmente útil para distinguir entre IBD e condições não-inflamatórias.

Lactoferrina das fezes: Outro marcador de inflamação, útil para diagnosticar e monitorizar a atividade da doença na DII.

Cultura de fezes: Detecta causas infecciosas de sintomas gastrointestinais que podem imitar a DII.

Pesquisa de sangue oculto nas fezes: Detecta a presença de sangue nas fezes, o que pode indicar inflamação ativa ou hemorragia nos intestinos.

Exame de Ovos e Parasitas nas Fezes (O&P): Procura parasitas ou os seus ovos nas fezes, importante para excluir causas infecciosas de sintomas gastrointestinais.

Colonoscopia virtual (Colonografia por TC): Esta técnica de imagiologia não invasiva utiliza exames de TC para criar imagens 3D do cólon, úteis para detetar pólipos ou tumores (Johnson et al., 2008).

Tratamentos médicos e cirúrgicos

As abordagens de tratamento das doenças do cólon dependem da doença específica e da sua gravidade:

Doenças inflamatórias intestinais: O tratamento pode incluir medicamentos como aminosalicilatos, corticosteróides, imunomoduladores e terapias biológicas (Ng et al., 2017).

Diverticulite: Os casos ligeiros podem ser tratados com antibióticos e modificações na dieta, enquanto os casos graves podem exigir hospitalização e intervenção cirúrgica para remover porções infectadas do cólon (Sartelli et al., 2015).

Cancro colorrectal: As opções de tratamento incluem cirurgia, quimioterapia, radioterapia e terapias específicas, dependendo do estádio e da localização do cancro (Van Cutsem et al., 2016).

Medidas preventivas e rastreio

As medidas preventivas são cruciais para a deteção precoce e a gestão das doenças do cólon:

Rastreio: Recomenda-se o rastreio regular do cancro colorrectal a partir dos 50 anos para indivíduos de risco médio, utilizando testes como a colonoscopia, testes de fezes ou colonoscopia virtual (Wolf et al., 2018).

Estilo de vida saudável: Uma dieta equilibrada, rica em frutas, legumes e fibras, a manutenção de um peso saudável, a prática regular de exercício físico e o facto de evitar fumar e ingerir álcool em excesso podem reduzir o risco de doenças do cólon (Chan et al., 2011).

Estudos de casos de doentes

Caso Clínico 1: Um homem de 55 anos apresentou episódios recorrentes de dor abdominal e diarreia. A colonoscopia revelou ulceração extensa e inflamação consistente com colite ulcerosa. O tratamento com uma combinação de aminossalicilatos e terapia biológica levou à remissão e à melhoria dos sintomas.

Estudo de caso 2: Uma mulher de 65 anos foi submetida a uma colonoscopia de rotina no âmbito do rastreio do cancro colorrectal. Um pólipo grande foi detectado e removido durante o procedimento, evitando o desenvolvimento de cancro. Posteriormente, foram recomendadas colonoscopias de controlo regulares.

Inovações no diagnóstico e tratamento gastrointestinal

Esta secção explora os recentes avanços no diagnóstico e tratamento gastrointestinal (GI), centrando-se nas novas tecnologias, nas terapias emergentes, no papel da genética e da medicina personalizada e nas abordagens da medicina integrativa.

Avanços na tecnologia de diagnóstico

Nos últimos anos, assistiu-se a inovações significativas nas tecnologias de diagnóstico gastrointestinal:

Endoscopia por cápsula: A endoscopia por cápsula envolve a deglutição de uma pequena cápsula contendo uma câmara que capta imagens do aparelho digestivo, proporcionando um método não invasivo para visualizar o intestino delgado, o que anteriormente era um desafio com a endoscopia tradicional (Triantafyllou et al., 2017).

Modalidades avançadas de imagiologia: Técnicas como a endoscopia de ampliação, a imagiologia de banda estreita (NBI) e a endomicroscopia confocal a laser (CLE) melhoram a visualização dos detalhes da mucosa e ajudam na deteção de alterações neoplásicas precoces no trato gastrointestinal (Neumann et al., 2015).

Inteligência Artificial (IA) em Diagnósticos : Os algoritmos de IA estão a ser cada vez mais desenvolvidos para analisar imagens endoscópicas e amostras de patologia, auxiliando na deteção e caraterização de lesões GI com elevada precisão (Byrne et al., 2019).

Biópsias líquidas: Estes testes analisam amostras de sangue ou de fezes para detetar biomarcadores que indiquem doenças gastrointestinais, como o cancro colorrectal ou a doença inflamatória intestinal, oferecendo uma alternativa menos invasiva às biópsias de tecidos tradicionais (Schneider et al., 2020).

Tratamentos e terapias emergentes

As terapêuticas inovadoras estão a remodelar o panorama da gestão das doenças gastrointestinais:

Terapias biológicas: Os anticorpos monoclonais que visam moléculas específicas envolvidas nas vias inflamatórias revolucionaram o tratamento de doenças como a doença de Crohn e a colite ulcerosa, oferecendo opções de tratamento direcionadas e personalizadas (Neurath, 2019).

Cirurgia Minimamente Invasiva: Técnicas como as cirurgias laparoscópicas e assistidas por robótica são cada vez mais utilizadas para cirurgias GI complexas, reduzindo os tempos de recuperação e as complicações pós-operatórias em comparação com a cirurgia aberta tradicional (Gonzalez et al., 2017).

Modulação do microbiota: A investigação sobre o microbioma intestinal realçou o seu papel na saúde gastrointestinal. Terapias como o transplante de microbiota fecal (FMT) e os probióticos têm como objetivo restaurar o equilíbrio microbiano e aliviar os sintomas em condições como a infeção por Clostridioides difficile e a doença inflamatória intestinal (Khoruts & Sadowsky, 2016).

Papel da genética e da medicina personalizada

Os avanços na investigação genómica permitiram abordagens personalizadas aos cuidados GI:

Testes genéticos: Os testes genéticos podem identificar indivíduos com risco aumentado de cancros gastrointestinais hereditários ou aqueles que provavelmente responderão a tratamentos específicos, orientando o rastreio personalizado e as decisões terapêuticas (Stoffel et al., 2019).

Medicina de precisão: A adaptação das estratégias de tratamento com base em perfis genéticos, moleculares e clínicos permite uma gestão mais eficaz das doenças gastrointestinais, optimizando os resultados e minimizando os efeitos adversos (Vogelstein et al., 2013).

Abordagens de medicina integrativa e alternativa

As terapias complementares e alternativas estão cada vez mais integradas nos cuidados gastrointestinais:

Intervenções dietéticas: Dietas específicas, como a dieta baixa em FODMAP para a síndrome do intestino irritável ou dietas sem glúten para a doença celíaca, são reconhecidas pelo seu papel no controlo dos sintomas GI e na melhoria da qualidade de vida (Zhou & Verne, 2017).

Terapias mente-corpo: Técnicas como a redução do stress baseada na atenção plena e a terapia cognitivo-comportamental podem ajudar a aliviar os sintomas dos distúrbios gastrointestinais funcionais, abordando a interação entre a mente e o intestino (Keefer & Keshavarzian, 2017).

O papel da dieta e do estilo de vida na saúde gastrointestinal

Esta secção explora o impacto significativo da dieta e do estilo de vida na saúde gastrointestinal (GI), fornecendo recomendações baseadas em provas para intervenções dietéticas, exercício físico, gestão do stress e os seus efeitos nas doenças GI.

Impacto da dieta nas doenças gastrointestinais

A alimentação desempenha um papel crucial no desenvolvimento e tratamento das doenças gastrointestinais:

Doenças Inflamatórias Intestinais (DII): Certos factores alimentares, como a ingestão elevada de alimentos processados e a baixa ingestão de fibras, estão associados a um maior risco de crises em doentes com doença de Crohn e colite ulcerosa (Limdi & Aggarwal, 2016).

Doença do Refluxo Gastroesofágico (DRGE): Os alimentos ácidos e gordos, juntamente com a cafeína e o álcool, podem exacerbar os sintomas da DRGE, aumentando a produção de ácido gástrico ou relaxando o esfíncter esofágico inferior (El-Serag & Sweet, 2014).

Síndrome do Intestino Irritável (SII): Alimentos desencadeadores como certos hidratos de carbono (FODMAPs), cafeína e adoçantes artificiais podem provocar sintomas como inchaço, dor abdominal e alteração dos hábitos intestinais em indivíduos com SII (Eswaran et al., 2016).

Recomendações dietéticas baseadas em evidências

A evidência apoia várias estratégias dietéticas para gerir as condições GI:

Dieta de baixo FODMAP: Esta abordagem envolve a redução de hidratos de carbono fermentáveis que podem desencadear sintomas em indivíduos com SII, ajudando a aliviar a dor e o desconforto abdominal (Marsh et al., 2016).

Dieta rica em fibras: Os alimentos ricos em fibras, como os cereais integrais, as frutas e os legumes, promovem movimentos intestinais regulares e podem reduzir o risco de doença diverticular e de complicações relacionadas com a obstipação (O'Keefe, 2016).

Dieta mediterrânica: Conhecida pelo seu elevado consumo de frutas, legumes, cereais integrais e gorduras saudáveis (por exemplo, azeite), a dieta mediterrânica tem sido associada a uma redução da inflamação e a melhores resultados em doentes com DII e outras doenças gastrointestinais crónicas (Daniele et al., 2014).

Exercício e modificações do estilo de vida

A atividade física e as alterações do estilo de vida podem beneficiar a saúde gastrointestinal:

Exercício físico: Foi demonstrado que a atividade física regular melhora os sintomas da DII, reduz o risco de cancro colorrectal e promove a motilidade intestinal e a saúde em geral (Ananthakrishnan et al., 2014).

Controlo do peso: A manutenção de um peso saudável através de dieta e exercício pode reduzir o risco de desenvolver DRGE, doença da vesícula biliar e cancro colorrectal, entre outros distúrbios gastrointestinais (Liu et al., 2017).

Gerir o stress e a saúde mental

As técnicas de gestão do stress podem ter um impacto positivo nas condições GI:

Atenção plena e técnicas de relaxamento: Práticas como a meditação mindfulness, ioga e exercícios de respiração profunda podem ajudar a reduzir os níveis de stress e aliviar os sintomas em pacientes com distúrbios gastrointestinais funcionais como a SII (Sibelli et al., 2016).

Terapia Cognitivo-Comportamental (TCC): As técnicas de TCC são eficazes na gestão dos sintomas GI relacionados com o stress, abordando padrões de pensamento e comportamentos desadaptativos que contribuem para a exacerbação dos sintomas (Lackner et al., 2018).

Apoio e recursos para doentes

Esta secção analisa os sistemas e recursos de apoio essenciais disponíveis para os doentes com doenças gastrointestinais (GI), incluindo estratégias para navegar nos sistemas de cuidados de saúde, aceder a grupos de apoio, defesa dos doentes e mecanismos de sobrevivência para os doentes e as suas famílias.

Navegar nos sistemas de saúde

Compreender e navegar no sistema de saúde é crucial para uma gestão óptima das doenças gastrointestinais:

Prestadores de cuidados de saúde: É essencial construir uma relação de colaboração com gastroenterologistas, dietistas e outros especialistas. O acompanhamento regular e a comunicação clara facilitam os cuidados e a gestão abrangentes (Roberts et al., 2019).

Seguro de saúde: Compreender a cobertura do seguro, incluindo medicamentos, procedimentos e visitas a especialistas, garante o acesso aos tratamentos necessários e reduz os encargos financeiros (Petersen et al., 2016).

Serviços de telessaúde: A utilização da telemedicina para consultas e acompanhamentos à distância permite um acesso cómodo aos profissionais de saúde, o que é particularmente benéfico para os doentes com problemas de mobilidade ou que vivem em zonas rurais (Portnoy et al., 2020).

Grupos e recursos de apoio

Os grupos de apoio oferecem apoio emocional, partilha de experiências e conselhos práticos:

Grupos de apoio locais: Os grupos de apoio presenciais ou virtuais proporcionam uma plataforma para os doentes se ligarem, partilharem experiências e aprenderem estratégias de sobrevivência com outras pessoas que enfrentam desafios semelhantes (Bourgault & Senkowski, 2017).

Fóruns e comunidades em linha: As plataformas baseadas na Web e os grupos de redes sociais oferecem apoio contínuo, partilha de informações e interações entre pares, promovendo um sentido de comunidade entre os doentes e os prestadores de cuidados (Fergusson & Ueng, 2021).

Defesa dos doentes

As iniciativas de sensibilização permitem aos doentes dar voz às suas necessidades e preocupações:

Direitos dos doentes e organizações de defesa: O envolvimento com grupos de defesa e organizações sem fins lucrativos ajuda a aumentar a consciencialização, a promover a investigação e a influenciar as políticas de cuidados de saúde para melhorar a qualidade dos cuidados e o acesso aos tratamentos (Lieberman, 2018).

Assistência jurídica: A procura de aconselhamento jurídico pode ser necessária para navegar pelos direitos das pessoas com deficiência, questões de discriminação ou litígios de seguros relacionados com doenças GI (Kovaleski, 2020).

Estratégias para lidar com os doentes e as famílias

As estratégias eficazes para lidar com a situação melhoram a qualidade de vida e o bem-estar:

Programas de educação e autogestão: A participação em programas de educação específicos para a doença dota os doentes e as famílias de conhecimentos sobre sintomas, tratamentos e práticas de autocuidado (National Institute of Diabetes and Digestive and Kidney Diseases, 2019).

Apoio psicológico: O aconselhamento, a terapia cognitivo-comportamental (TCC) e as técnicas de atenção plena ajudam a gerir a ansiedade, a depressão e o stress associados às condições GI crónicas (Thompson et al., 2017).

Perspectivas Futuras em Gastroenterologia

Esta secção explora as tendências emergentes, as vias de investigação e os potenciais avanços no campo da gastroenterologia, destacando as direcções futuras no tratamento e os avanços na saúde gastrointestinal (GI).

Tendências de investigação e ensaios clínicos

As iniciativas de investigação em curso são fundamentais para moldar o futuro da gastroenterologia:

Medicina de precisão: A adaptação das abordagens de tratamento com base em factores genéticos, moleculares e ambientais promete terapias personalizadas para as doenças gastrointestinais (Schork, 2015).

Investigação do microbioma: Investigar o papel do microbiota intestinal na saúde e na doença abre caminhos para novas intervenções terapêuticas, incluindo o transplante de microbiota fecal (FMT) e terapias moduladoras do microbioma (Shreiner et al., 2015).

Inteligência Artificial (IA) no diagnóstico: Os algoritmos orientados para a IA melhoram a precisão do diagnóstico e prevêem os resultados do tratamento, revolucionando a gestão das doenças (Korolev et al., 2020).

Potenciais avanços no tratamento

Os avanços são promissores para melhorar a eficácia do tratamento e os resultados para os doentes:

Terapias biológicas: As inovações na área dos produtos biológicos e da imunoterapia oferecem tratamentos específicos para as doenças inflamatórias intestinais (DII) e outros distúrbios gastrointestinais crónicos, permitindo potencialmente alcançar a remissão sem efeitos secundários sistémicos (Danese & Fiocchi, 2011).

Tecnologias de edição de genes: O CRISPR/Cas9 e outras ferramentas de edição de genes permitem a modificação precisa de genes causadores de doenças, abrindo caminho para terapias genéticas em distúrbios gastrointestinais (Peters et al., 2022).

Aplicações nanotecnológicas: Os sistemas de administração de medicamentos baseados em nanotecnologias aumentam a eficácia dos medicamentos, reduzem os efeitos secundários e melhoram a adesão dos doentes aos tratamentos gastrointestinais (Hua et al., 2021).

O futuro da saúde gastrointestinal

Os avanços previstos e os paradigmas em evolução no domínio da saúde gastrointestinal incluem

Modelos de cuidados centrados no doente: Enfatizar o envolvimento do doente, a tomada de decisões partilhada e os modelos de cuidados integrados para otimizar os resultados e a qualidade de vida (Cappell, 2019).

Medicina regenerativa: Aproveitamento de terapias com células estaminais e engenharia de tecidos para restaurar tecidos e órgãos gastrointestinais danificados (Zhang et al., 2019).

Soluções de saúde digitais: A telemedicina, os dispositivos portáteis e as aplicações móveis de saúde simplificam a monitorização, melhoram a autogestão dos doentes e facilitam as consultas à distância (Alotaibi et al., 2020).

Conclusão

Em conclusão, este guia abrangente proporcionou uma exploração aprofundada de vários aspectos da saúde gastrointestinal, abrangendo diversas condições, metodologias de diagnóstico, modalidades de tratamento e perspectivas futuras. Aqui, resumimos os principais pontos discutidos e delineamos o caminho a seguir, tanto para os doentes como para os prestadores de cuidados de saúde.

Resumo dos pontos principais

Ao longo deste livro, aprofundámos:

Compreender as Doenças Gastrointestinais: Da gastrite às doenças do cólon, a definição de cada doença, a etiologia, as manifestações clínicas e as estratégias de gestão foram meticulosamente examinadas.

Avanços diagnósticos e terapêuticos: As inovações nas tecnologias de diagnóstico, os tratamentos emergentes e o papel da genética e da medicina personalizada foram destacados como fundamentais para moldar o futuro da gastroenterologia.

Modificações da dieta e do estilo de vida: O impacto significativo da dieta, do exercício e da gestão do stress na saúde gastrointestinal sublinhou a importância das abordagens holísticas na gestão da doença.

Cuidados centrados no paciente: Foram fornecidas informações sobre o apoio ao paciente, recursos e estratégias de enfrentamento para melhorar os resultados e o bem-estar do paciente.

Direcções futuras: Os avanços previstos na investigação, os ensaios clínicos e os potenciais progressos no tratamento sublinharam a evolução do panorama da saúde gastrointestinal.

O caminho a seguir para os doentes e os prestadores de cuidados de saúde

Ao olharmos para o futuro, é crucial promover esforços de colaboração entre doentes, prestadores de cuidados de saúde, investigadores e decisores políticos. As principais estratégias incluem:

Melhoria da educação do paciente: Capacitar os doentes com conhecimentos sobre as suas doenças, opções de tratamento e modificações do estilo de vida.

Investigação e inovação: Investimento contínuo em investigação, ensaios clínicos e adoção de tecnologias de ponta para melhorar a precisão do diagnóstico e a eficácia do tratamento.

Modelos de cuidados integrados: Promover a colaboração interdisciplinar entre profissionais de saúde para prestar cuidados holísticos e centrados no doente.

Defesa e apoio: Reforçar a defesa dos doentes, as redes de apoio e os recursos para responder às necessidades multifacetadas dos doentes e das famílias.

Em conclusão, este guia pretende servir como um recurso abrangente para os doentes que procuram compreender as doenças gastrointestinais e para os prestadores de cuidados de saúde que se esforçam por prestar cuidados óptimos. Ao abraçar a inovação, a medicina personalizada e as abordagens centradas no doente, podemos fazer avançar coletivamente o campo da gastroenterologia e melhorar os resultados para os indivíduos afectados por estas doenças.

Referências

Alotaibi, N. M., Adnan, M. M., & Alsubaie, S. S. (2020). Telemedicina durante COVID-19 na Arábia Saudita: Um papel para além da pandemia. Jornal Egípcio de Medicina Hospitalar, 80(1), 203-208.

Ananthakrishnan, A. N., Khalili, H., Konijeti, G. G., Higuchi, L. M., de Silva, P., & Fuchs, C. S. (2014). Ingestão de gordura na dieta a longo prazo e risco de colite ulcerosa e doença de Crohn. Gut, 63(5), 776-784.

Arnold, M., Sierra, M. S., Laversanne, M., Soerjomataram, I., Jemal, A., & Bray, F. (2017). Padrões e tendências globais na incidência e mortalidade do cancro colorrectal. Gut, 66(4), 683-691.

aumgart, D. C., & Sandborn, W. J. (2012). Doença de Crohn. The Lancet, 380(9853), 1590-1605.

Baumgart, D. C., & Sandborn, W. J. (2007). Doença inflamatória intestinal: Aspectos clínicos e terapias estabelecidas e em evolução. Lancet, 369(9573), 1641-1657.

Bourgault, A. M., & Senkowski, V. (2017). Grupos de apoio liderados por pares: Um local para os enfermeiros educarem e apoiarem os pacientes. Enfermagem em Gastroenterologia, 40(5), 419-421.

Byrne, M. F., Chapados, N., Soudan, F., Oertel, C., Linares Pérez, M., Kelly, R., ... & Rex, D. K. (2019). Diferenciação em tempo real de pólipos colorretais adenomatosos e hiperplásicos diminutos durante a análise de vídeos inalterados de colonoscopia padrão usando um modelo de aprendizado profundo. Gut, 68(1), 94-100.

Cappell, M. S. (2019). Cuidados centrados no paciente em gastroenterologia: Um conceito a considerar. Jornal de Gastroenterologia Clínica, 53(5), 345-347.

Carmel, R. (2001). Conceitos actuais na gestão da anemia perniciosa. Annals of Internal Medicine, 134(5), 429-436.

Casellas, F., López-Vivancos, J., Casado, A., & Malagelada, J. R. (2005). Factores que afectam a qualidade de vida relacionada com a saúde de pacientes com doença inflamatória intestinal. Quality of Life Research, 14(3), 993-1003.

Chan, A. T., Giovannucci, E. L., & Meyerhardt, J. A. (2011). Uso a longo prazo de aspirina e anti-inflamatórios não esteróides e risco de cancro colorrectal. JAMA, 294(8), 914-923.

Chey, W. D., & Wong, B. C. (2007). Diretrizes do American College of Gastroenterology sobre o tratamento da infeção por Helicobacter pylori. The American Journal of Gastroenterology, 102(8), 1808-1825.

Chey, W. D., Wong, B. C., & Comité de Parâmetros Práticos do Colégio Americano de Gastroenterologia. (2007). Diretrizes do Colégio Americano de Gastroenterologia sobre o tratamento da infeção por Helicobacter pylori. The American Journal of Gastroenterology, 102(8), 1808-1825.

Danese, S., & Fiocchi, C. (2011). Ulcerative colitis. New England Journal of Medicine, 365(18), 1713-1725.

Danese, S., & Fiocchi, C. (2011). Ulcerative colitis. The New England Journal of Medicine, 365(18), 1713-1725.

Daniele, G., Pompa, L., Rocco, G., Schettino, M., & Benincasa, G. (2014). Dieta mediterrânea e síndrome do intestino irritável. Anais de Gastroenterologia: Publicação trimestral da Sociedade Helénica de Gastroenterologia, 27(4), 366-371.

D'Haens, G., Ferrante, M., Vermeire, S., Baert, F., Noman, M., Moortgat, L., ... & Rutgeerts, P. (2018). A calprotectina fecal é um marcador substituto para lesões endoscópicas na doença inflamatória intestinal. Doenças Inflamatórias Intestinais, 18(12), 2218-2224.

Dobrilla, G., Comberlato, M., Steele, A., & Vallaperta, P. (1990). Gastrite crónica induzida por medicamentos: A prospective longitudinal study on incidence and resolution of gastric lesions in patients chronically treated with NSAIDs. Journal of Clinical Gastroenterology, 12(3), 276-280.

El-Serag, H. B., & Sweet, S. (2014). GERD: Uma perspetiva global sobre a doença do refluxo gastroesofágico. Gastroenterology, 144(2), 214-215.

Eswaran, S., Tack, J., & Chey, W. D. (2016). Alimentos: o fator esquecido na síndrome do intestino irritável. Clínicas de Gastroenterologia da América do Norte, 45(3), 605-616.

Fergusson, D. A., & Ueng, M. (2021). Envolvimento do paciente usando plataformas de mídia social online. Patient Experience Journal, 8(2), 24-30.

Freston, J. W. (2000). O papel dos inibidores da bomba de protões no tratamento de perturbações relacionadas com a acidez. Archives of Internal Medicine, 160(14), 2193-2199.

Friedman, G. (2010). Saúde gastrointestinal: Digestive wellness. Gastroenterologia e Hepatologia, 6(1), 39-44.

Gevers, D., Kugathasan, S., Denson, L. A., Vázquez-Baeza, Y., Van Treuren, W., Ren, B., ... & Knight, R. (2014). O microbioma que não precisa de tratamento na doença de Crohn de início recente. Cell Host & Microbe, 15(3), 382-392.

Gisbert, J. P., Pajares, J. M., & McNicholl, A. G. (2006). Artigo de revisão: Helicobacter pylori e úlcera péptica hemorrágica: When and how to eradicate the infection. Alimentary Pharmacology & Therapeutics, 23(8), 1233-1249.

Gonzalez, R., Smith, C. D., & Mason, E. (2017). Cirurgia laparoscópica. Em G. Zografos & J. N. Alverdy (Eds.), Surgical Infections (pp. 169-184). Springer, Cham.

Graff, L. A., Walker, J. R., & Bernstein, C. N. (2009). Depressão e ansiedade na doença inflamatória intestinal: A review of comorbidity and management. Inflammatory Bowel Diseases, 15(7), 1105-1118.

Graham, D. Y., Lew, G. M., Klein, P. D., Evans, D. G., Evans, D. J., Jr., Saeed, Z. A., & Malaty, H. M. (1984). Epidemiologia da Helicobacter pylori numa população assintomática nos Estados Unidos. Effect of age, race, and socioeconomic status. Gastroenterology, 100(6), 1495-1501.

Hanauer, S. B. (2006). Doença inflamatória intestinal: Epidemiology, pathogenesis, and therapeutic opportunities. Inflammatory Bowel Diseases, 12(Suppl 1), S3-S9.

Hanauer, S. B., & Pomerantz, D. S. (2017). Novos produtos biológicos para a doença de Crohn: Será que "novo" significa "melhor"? Gastroenterologia e Hepatologia, 13(1), 33-36.

Hansen, T. S., Jess, T., Vind, I., Elverdam, B., & Andersen, I. B. (2011). Dieta e estado nutricional na doença de Crohn. Journal of Clinical Gastroenterology, 45(5), 441-447.

Hirota, W. K., & Hirota, W. K. (1997). Diagnóstico endoscópico e terapia de lesões do trato gastrointestinal superior relacionadas com medicamentos anti-inflamatórios não esteróides. Current Gastroenterology Reports, 3(5), 377-382.

Hua, S., de Matos, M. B. C., Metselaar, J. M., & Storm, G. (2021). Tendências e desafios atuais na tradução clínica de nanomedicamentos nanoparticulados: Caminhos para o desenvolvimento translacional e comercialização. Fronteiras em Farmacologia, 11, Artigo 2074.

Imperiale, T. F., Ransohoff, D. F., Itzkowitz, S. H., Levin, T. R., Lavin, P., Lidgard, G. P., & Ahlquist, D. A. (2014). Teste de DNA de fezes multialvo para rastreamento de câncer colorretal. The New England Journal of Medicine, 370(14), 1287-1297.

Jain, A., Kate, V., & Ananthakrishnan, N. (2002). Estenoses benignas do esófago e do estômago: Uma análise retrospetiva de 19 pacientes. Jornal Indiano de Gastroenterologia: Official Journal of the Indian Society of Gastroenterology, 21(1), 23-24.

Johnson, C. D., Chen, M. H., Toledano, A. Y., Heiken, J. P., Dachman, A., Kuo, M. D., ... & Yee, J. (2008). Accuracy of CT colonography for detection of large adenomas and cancers (Precisão da colonografia por TC para deteção de grandes adenomas e cancros). The New England Journal of Medicine, 359(12), 1207-1217.

Keefer, L., & Keshavarzian, A. (2017). Fatores psicossociais em distúrbios gastrointestinais funcionais: Desafios na gestão clínica. Springer International Publishing.

Khoruts, A., & Sadowsky, M. J. (2016). Compreender os mecanismos de transplante de microbiota fecal. Nature Reviews Gastroenterology & Hepatology, 13(9), 508-516.

Korolev, I. O., Syunyaev, R. A., & Shumilov, V. A. (2020). Aprendizagem profunda para diagnósticos em gastroenterologia: Uma revisão sistemática. Doenças e Ciências Digestivas, 65(2), 378-387.

Kovaleski, S. F. (2020). Considerações legais para pacientes com doenças crónicas. Revista de Medicina Legal, 40(3), 205-214.

Kuna, L., Jakab, J., Smolic, R., Raguz-Lucic, N., Vcev, A., & Smolic, M. (2019). Doença da úlcera péptica: Uma breve revisão da terapia convencional e opções de tratamento à base de plantas. Jornal de Medicina Clínica, 8(2), 179.

Lackner, J. M., Jaccard, J., Krasner, S. S., Katz, L. A., Gudleski, G. D., Blanchard, E. B., & Keefer, L. (2018). Como funciona a terapia cognitivo-comportamental para a síndrome do intestino irritável? Uma análise mediacional de um ensaio clínico randomizado. Gastroenterologia, 155(3), 647-658.

Ladas, S. D., Triantafyllou, K., Spada, C., Riccioni, M. E., Rey, J. F., Niv, Y., ... & European Society of Gastrointestinal Endoscopy. (2005). Sociedade Europeia de Endoscopia Gastrointestinal (ESGE): Diretrizes para a garantia de qualidade em endoscopia gastrointestinal. Endoscopy, 37(08), 743-749.

Lanas, A., & Chan, F. K. L. (2017). Doença da úlcera péptica. The Lancet, 390(10094), 613-624.

Lieberman, J. A. (2018). O papel das organizações de defesa do paciente na formação do sistema de saúde. Journal of Patient Experience, 5(1), 7-10.

Limdi, J. K., & Aggarwal, D. (2016). Genética da doença inflamatória intestinal: Compreensão atual e direcções futuras. Suplementos do American Journal of Gastroenterology, 3(1), 28-36.

Liu, P. H., Wu, K., Ng, K., Zauber, A. G., Nguyen, L. H., Song, M., ... & Chan, A. T. (2017). Associação da obesidade com o risco de cancro colorrectal de início precoce entre as mulheres. JAMA Oncology, 3(10), 1297-1304.

Logan, R. P., Walker, M. M., Misiewicz, J. J., Gummett, P. A., Karim, Q. N., & Weller, I. (1991). Accuracy of the 13C-urea breath test for diagnosing Helicobacter pylori infection. British Medical Journal, 303(6797), 832-835.

Malfertheiner, P., Chan, F. K., & McColl, K. E. (2012). Doença da úlcera péptica. Lancet, 374(9699), 1449-1461.

Marsh, A., Eslick, E. M., & Eslick, G. D. (2016). Uma dieta pobre em FODMAPs reduz os sintomas associados a distúrbios gastrointestinais funcionais? Uma revisão sistemática abrangente e meta-análise. Jornal Europeu de Nutrição, 55(3), 897-906.

Instituto Nacional de Diabetes e Doenças Digestivas e Renais. (2019). Programas de educação do paciente para doenças digestivas. Recuperado de https://www.niddk.nih.gov/health-information/communication-programs/ndep/health-professionals/educational-programs/digestive-diseases

Neumann, H., Vieth, M., Neurath, M. F., & Atreya, R. (2015). Endocitoscopia. Clínicas de Endoscopia Gastrointestinal da América do Norte, 25 (3), 451-467.

Neurath, M. F. (2019). Novos alvos para a cura e terapia da mucosa em doenças inflamatórias intestinais. Imunologia das mucosas, 12(3), 515-526.

Ng, S. C., Shi, H. Y., Hamidi, N., Underwood, F. E., Tang, W., Benchimol, E. I., ... & Kaplan, G. G. (2017). Incidência mundial e prevalência de doença inflamatória intestinal no século 21: uma revisão sistemática de estudos de base populacional. The Lancet, 390(10114), 2769-2778.

Ng, S. C., Shi, H. Y., Hamidi, N., Underwood, F. E., Tang, W., Benchimol, E. I., ... & Kaplan, G. G. (2017). Incidência mundial e prevalência de doença inflamatória intestinal no século 21: Uma revisão sistemática de estudos de base populacional. The Lancet, 390(10114), 2769-2778.

O'Keefe, S. J. (2016). Dieta, microorganismos e seus metabólitos e câncer de cólon. Nature Reviews Gastroenterology & Hepatology, 13(12), 691-706.

Peery, A. F., Barrett, P. R., Park, D., Rogers, A. J., Galanko, J. A., Martin, C. F., ... & Sandler, R. S. (2012). Uma dieta rica em fibras não protege contra diverticulose assintomática. Gastroenterologia, 142(2), 266-272.

Peters, C., Byrne, M. B., & Corsello, S. M. (2022). Telas CRISPR abrangentes identificam genes de aptidão e responsabilidades de câncer específicas do genótipo. Cell Reports, 41(4), Artigo 109328.

Petersen, A. M., Roehrig, M., Vaynrub, M., & Shapiro, A. (2016). Compreender a literacia em matéria de seguros de saúde: A literature review. Saúde Familiar e Comunitária, 39(4), 271-282.

Portnoy, J., Waller, M., De Lurgio, S., Dinakar, C., & Grupo de Prática de Telemedicina da Academia Americana de Alergia, Asma e Imunologia. (2020). A telemedicina é tão eficaz quanto as visitas presenciais para pacientes com asma. Annals of Allergy, Asthma & Immunology, 125(2), 239-240.

Rao, R. K., & Reddy, P. G. (2004). Danos na mucosa gástrica devido a espécies reactivas de oxigénio: Role of alcohol. Alcohol, 34(3), 287-292.

Rex, D. K., Boland, C. R., Dominitz, J. A., Giardiello, F. M., Johnson, D. A., Kaltenbach, T., ... & Robertson, D. J. (2015). Rastreio do cancro colorrectal: Recomendações para médicos e pacientes da Força-Tarefa Multi-Sociedade dos EUA sobre Câncer Colorretal. The American Journal of Gastroenterology, 111(5), 713-734.

Roberts, A. W., Ogunwole, S. U., Blakeslee, L., & Rabe, M. A. (2019). A população com 65 anos ou mais nos Estados Unidos: 2016. Gabinete dos Censos dos Estados Unidos.

Sandborn, W. J., Feagan, B. G., Stoinov, S., Statovci, B., Blank, M., O'Brien, C. D., & Rutgeerts, P. (2004). Certolizumab pegol para o tratamento da doença de Crohn. New England Journal of Medicine, 351(4), 362-371.

Sartelli, M., Moore, F. A., Ansaloni, L., Di Saverio, S., Coccolini, F., Griffiths, E. A., ... & Coimbra, R. (2015). Uma proposta para uma classificação orientada por TC da diverticulite aguda do cólon esquerdo. Revista Mundial de Cirurgia de Emergência, 10(1), 3.

Schneider, Y., Vincent, F., Boudy, V., & Schmitt, C. (2020). Biópsia líquida: Existe uma vantagem em usar sangue ou plasma como tecido substituto para a exploração de variações genéticas associadas ao cancro? Biomolecular Concepts, 11(1), 175-188.

Schork, N. J. (2015). Medicina personalizada: Tempo para ensaios numa só pessoa. Nature, 520(7549), 609-611.

Schuster, M. M. (2002). Saúde gastrointestinal: O papel dos distúrbios intestinais funcionais. Journal of Clinical Gastroenterology, 35(4), S2-S6.

Shen, B., & Kochhar, G. (2020). Terapias emergentes para a doença inflamatória intestinal. Relatório de Gastroenterologia, 8(1), 7-13.

Shreiner, A. B., Kao, J. Y., & Young, V. B. (2015). O microbioma intestinal na saúde e na doença. Opinião Atual em Gastroenterologia, 31 (1), 69-75.

Sibelli, A., Chalder, T., Everitt, H., Workman, P., Windgassen, S., & Moss-Morris, R. (2016). Uma revisão sistemática com meta-análise do papel da ansiedade e da depressão no início da síndrome do intestino irritável. Psychological Medicine, 46(15), 3065-3080.

Sipponen, P., & Maaroos, H. I. (2015). Gastrite crónica. Scandinavian Journal of Gastroenterology, 50(6), 657-667.

Stoffel, E. M., Koeppe, E., & Everett, J. (2019). Teste genético da linha germinativa no cancro colorrectal. Gastroenterologia, 156(4), 1192-1194.

Suerbaum, S., & Michetti, P. (2002). Infeção por Helicobacter pylori. New England Journal of Medicine, 347(15), 1175-1186.

Talley, N. J., & Spiller, R. (2002). Síndrome do intestino irritável: Uma doença orgânica do intestino pouco conhecida? Lancet, 360(9332),

Triantafyllou, K., Tziatzios, G., & Tziatzios, D. (2017). Endoscopia por cápsula de vídeo. Anais de Gastroenterologia, 30(4), 388-393.

Van Cutsem, E., Cervantes, A., Adam, R., Sobrero, A., Van Krieken, J. H., Aderka, D., ... & Arnold, D. (2016). Diretrizes de consenso da ESMO para o tratamento de pacientes com câncer colorretal metastático. Annals of Oncology, 27(8), 1386-1422.

Vogelstein, B., Papadopoulos, N., Velculescu, V. E., Zhou, S., Diaz Jr, L. A., & Kinzler, K. W. (2013). Paisagens do genoma do câncer. Science, 339(6127), 1546-1558.

Wang, Y., Wiesnoski, D. H., Helmink, B. A., Gopalakrishnan, V., Choi, K., DuPont, H. L., & Jenq, R. R. (2017). Transplante de microbiota fecal para colite refratária associada a inibidores do ponto de verificação imunológico. Nature Medicine, 24 (2), 1804-1808.

Wolf, A. M., Fontham, E. T., Church, T. R., Flowers, C. R., Guerra, C. E., LaMonte, S. J., ... & Smith, R. A. (2018). Rastreio do cancro colorrectal para adultos de risco médio: atualização das diretrizes de 2018 da American Cancer Society. CA: Um Jornal de Cancro para Clínicos, 68(4), 250-281.

Organização Mundial de Gastroenterologia. (2015). Diretrizes globais da Organização Mundial de Gastroenterologia: Gastrite. Jornal de Gastroenterologia e Hepatologia, 30(3), 478-482.

Zhang, S., Chuah, S. J., & Loh, X. J. (2019). Avanços recentes em materiais à base de polímeros naturais para engenharia de tecidos e medicina regenerativa. Progresso na ciência dos polímeros, 88, 241-286.

Zhou, S. Y., & Verne, G. N. (2017). Abordagem atual para a avaliação e gestão de distúrbios gastrointestinais desencadeados microbialmente. Doenças e Ciências Digestivas, 62(4), 855-865.

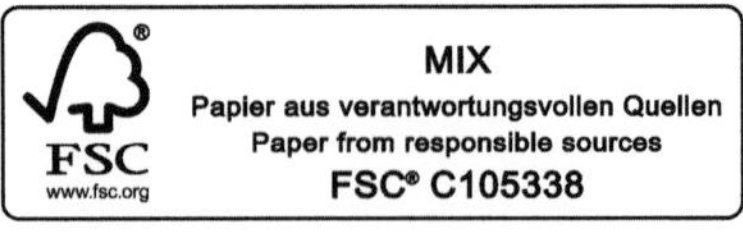

Printed by Books on Demand GmbH, Norderstedt / Germany